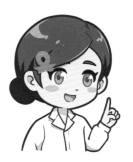

漫谈乳腺癌治疗

黄利虹——主编

漫友文化——绘

裴佳佳 梅志红 李丽莉 杨春敏——副主编

科学技术文献出版社
SCIENTIFIC AND TECHNICAL DOCUMENTATION PRESS
·北京·

图书在版编目（CIP）数据

漫谈乳腺癌治疗 / 黄利虹主编；漫友文化绘. —北京：科学技术文献出版社，2021.6

ISBN 978-7-5189-7818-2

Ⅰ.①漫… Ⅱ.①黄… ②漫… Ⅲ.①乳腺癌—诊疗—通俗读物 Ⅳ.① R737.9-49

中国版本图书馆CIP数据核字（2021）第071884号

漫谈乳腺癌治疗

策划编辑：王黛君　责任编辑：张凤娇　责任校对：张永霞　责任出版：张志平

出　版　者	科学技术文献出版社
地　　　址	北京市复兴路15号　邮编　100038
编　务　部	（010）58882938，58882087（传真）
发　行　部	（010）58882868，58882870（传真）
邮　购　部	（010）58882873
官方网址	www.stdp.com.cn
发　行　者	科学技术文献出版社发行　全国各地新华书店经销
印　刷　者	北京地大彩印有限公司
版　　　次	2021年6月第1版　2021年6月第1次印刷
开　　　本	787×1092　1/32
字　　　数	36千
印　　　张	2.75
书　　　号	ISBN 978-7-5189-7818-2
定　　　价	32.80元

乳腺癌是全世界女性最常见的癌症，由于预期寿命的增加及生活方式的改变，乳腺癌发病率仍在逐年上升。有数据表明，我国每年女性乳腺癌发病人数约为 16.9 万，乳腺癌在女性最常见的恶性肿瘤疾病中排名第二。

随着临床实践的发展，一些新技术、新理论的应用，使得乳腺癌护理也进入了一个新的发展阶段。近年来，乳腺专科护理经历了经验护理到循证护理，再到个体化、精准化护理的历程，个案管理师模式也逐步由理论探索走向了技能实践。在此不断探索的阶段，我萌发了为患者创作一本涵盖常见疑问却不失诙谐幽默的科普漫画书的想法。

此书根据我们各自在护理工作中的亲身体会及长期积累的临床经验，我和我的护理团队历时 1 年共同商讨编撰完成，旨在为乳腺癌患者更轻松地解答疑问。该书内容丰富，文字简洁明了，同时配以精美形象的漫画，是一本不可多得的精品力作。

　　作为一名专注于乳腺癌护理领域的护士长，我愿将此书推荐给广大乳腺癌患者，希望这本书能帮助你们了解乳腺癌，减少恐惧，更加积极勇敢地面对治疗。而我及我的团队将一如既往，用专业知识和技能，竭尽全力地致力于学科发展，服务广大患者，全面推进"乳腺癌全程护理"规范化进程，开启乳腺癌治疗全新时代。

黄利虹

2021 年 4 月

目录
CONTENTS

淋巴水肿

我的手臂怎么就"胖"了？　02

这些方法可以让手臂"瘦"下来　11

化疗的
不良反应

它们提供帮助，也遗留了各种风险　22

拿什么拯救你——白细胞？！　33

乳房
重建手术

为你建个"新房子"　46

护理的各种干货　54

**内分泌
治疗**

内分泌治疗的喜与忧　　64

靶向治疗　　靶向治疗妥妥的　　74

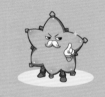

淋巴水肿

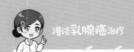

我的手臂怎么就"胖"了？

在乳腺癌改良根治术和
腋窝淋巴结清扫术后的 3 个月内，
术侧的前臂和手背
会出现轻微肿胀；
术后半年，术侧手背肿胀明显，
且伴有疼痛、拳头不能握紧。

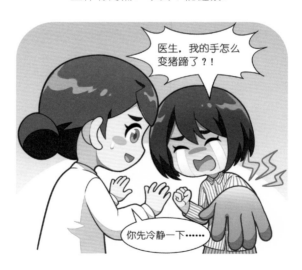

这个现象被称之为淋巴水肿 (BCRL),
其原因要从淋巴系统开始说起:
淋巴系统由淋巴导管、
淋巴器官和淋巴液组成。
淋巴结的淋巴窦和
淋巴管道都含有淋巴液。
淋巴组织是含有
大量淋巴细胞的网状组织。

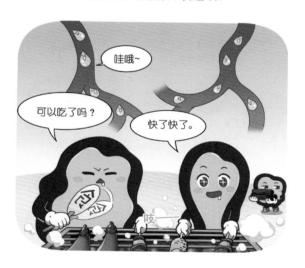

淋巴系统是人体重要的防御系统，
具有吸收和过滤的功能，
犹如"清洁工"的工作，
收集完血液中的废物，
还要将它们运走。
因此，肿瘤细胞最容易被吸收入淋巴系统，
并通过淋巴系统扩散。

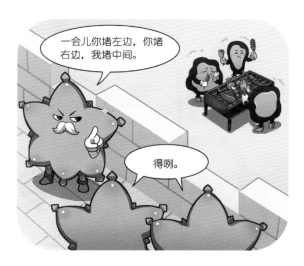

人体的上肢有丰富的淋巴管和淋巴结，
淋巴液经淋巴管运输
至淋巴结进行中转，
并在其中进行过滤后，
最终回到静脉。

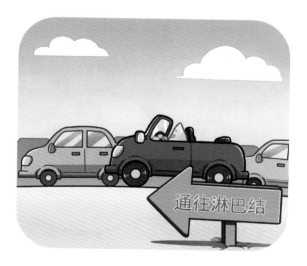

当腋窝淋巴结进行清扫后，
如果被清扫的那一侧上肢的淋巴结受到损坏，
则会导致淋巴管堵塞，
从而使淋巴液无法顺畅地流通，
并留滞、淤积在组织间隙形成水肿，
最终表现为上肢水肿。

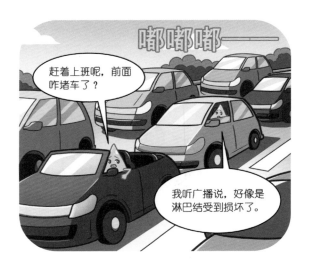

诱发淋巴水肿的因素分别有：
手术方式、肿瘤分期、行腋淋巴清扫、
患者体重指数（BMI）、接受放疗、
腋淋巴清扫的淋巴结数目
及阳性淋巴结数目等。

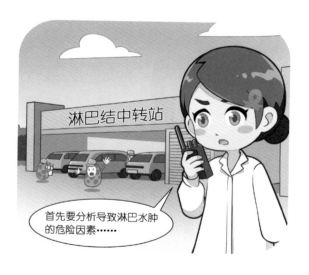

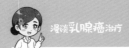

上肢淋巴水肿症状包括：
手臂变粗、肩部活动受限、
患肢沉重、疲乏、紧绷和僵硬等。

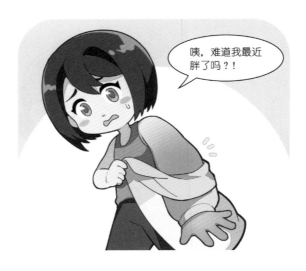

以上症状可能是暂时的，
也可能是永久的；
它可能在术后立即发生，
也可能在术后几年才发生；
75% 的患者发生在术后第一年内，表现
为上肢的胀痛麻木、易疲劳、乏力、
反复感染和活动受限。

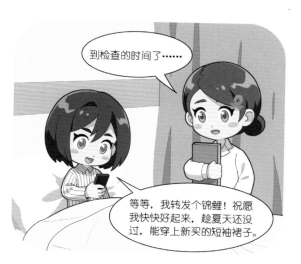

医生科普

乳腺癌相关淋巴水肿（BCRL）的发生率随时间的推移逐渐增加，其发病率在术后 3~6 个月可从 5% 升至 11%，每年大概有 20% 的乳腺癌术后患者将发生 BCRL，2 年内发生率达到 75%。BCRL 已成为乳腺癌术后最常见的并发症之一，且乳腺癌术后患者对 BCRL 的诊断、危险因素和预防等认知情况较差。淋巴水肿的发病机制目前尚不清楚，较为公认的是淋巴梗阻学说或称淋巴限流学说。

目前已明确的危险因素有手术方式及腋窝淋巴结清扫范围、放疗和化疗，这些因素在乳腺癌的治疗过程中无法避免，要求医生在确保乳腺癌治疗效果的前提下，慎重选择治疗方案。为预防 BCRL，还需加强患者对淋巴水肿的健康教育，患者在医护人员的指导下，适度锻炼，保持健康的生活方式，减少淋巴水肿的发生。

淋巴水肿是一个渐进、不可逆的疾病，早期的筛查和干预具有重要意义。总之加强高危患者的管理及重视淋巴水肿的相关教育对淋巴水肿的预防极为重要。

这些方法可以让手臂"瘦"下来

前面介绍了乳腺癌术后淋巴水肿的现象，
但淋巴水肿一旦出现，就不能治愈，
因此，治疗的关键是预防。

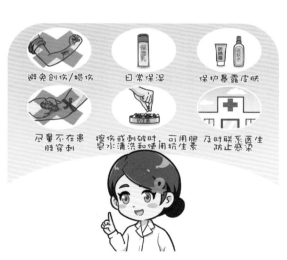

避免创伤/损伤　　日常保湿　　保护暴露皮肤

尽量不在患　　擦伤或刺破时，可用肥　　及时联系医生
肢穿刺　　皂水清洗和使用抗生素　　防止感染

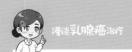

淋巴水肿一旦出现,
治疗的主要目的是
缓解相关症状和恢复肢体功能,
使肿胀恢复到潜伏阶段。

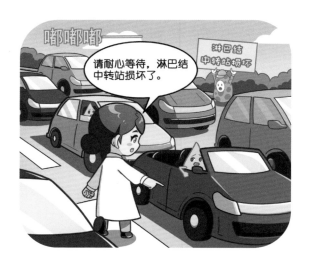

治疗方法主要包括手术治疗、
药物治疗和机械物理治疗。

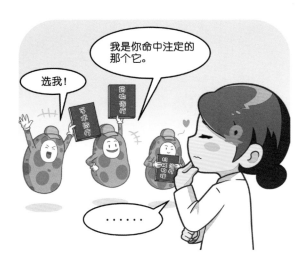

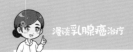

机械物理治疗是临床
主要应用的保守治疗方法,
包括复合降低充血治疗、手动淋巴引流、
空气压力泵、弹力绷带、
弹力袖套和运动治疗等。

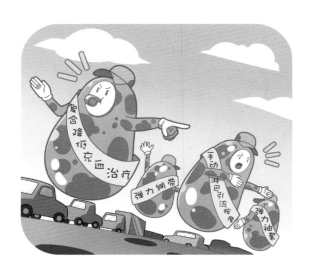

复合降低充血治疗

淋巴水肿的标准治疗措施，包括消肿和维持两个阶段。消肿阶段每周治疗2~5次，持续3~8周，直到容量减少达到稳定阶段，主要方法是人工淋巴引流治疗，配以弹力绷带加压、运动治疗、皮肤护理、自我管理教育及使用弹力袖套等；维持阶段包括皮肤护理、手动淋巴引流、使用弹力袖套或手套及绷带等。

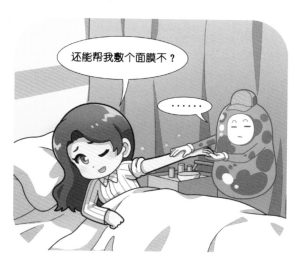

手动淋巴引流

即利用各种轻柔的按摩技术，
帮助排走过多的间质液，
增加淋巴运输功能和软化纤维。

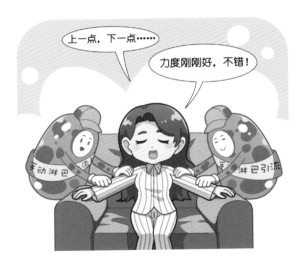

淋巴水肿

弹力绷带

此为 2~3 层绷带拉伸包扎的方法。
弹力挤压有助于减少
间质液生成量和防止淋巴液反流，
通过为肌肉提供相对缺乏弹性的屏障，
从而加强肌肉泵的作用。

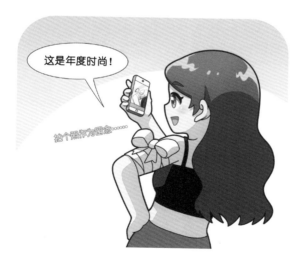

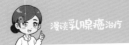

弹力袖套

其与弹力绷带是类似的模式,
设计成型后,使肢体远端压力最大,
肢体近端压力最小,
形成了一定的压力梯度,
这种技术可以促进淋巴液的
向心性引流。

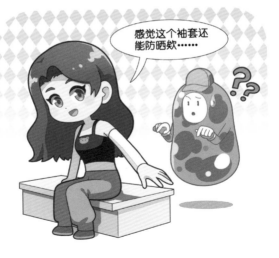

医生科普

术后康复锻炼对于预防淋巴水肿的效果一直以来存在争议。1 项 Mata 分析显示，康复锻炼在短期内对淋巴水肿并无明显的预防效果，但可以促进患肢功能恢复，提高患者的生活质量。在康复锻炼持续 2 年后，可明显降低患者的淋巴水肿发生率。

医护人员要加强患者健康教育，尤其是针对淋巴水肿高风险的患者，应教育患者避免相关危险行为，以减少淋巴水肿的发生。还需教会患者居家自护能力及识别早期淋巴水肿的阶段，提醒患者及时就医。

淋巴水肿是一个渐进、不可逆的疾病，早期的筛查和干预具有重要意义。加强高危患者的管理和重视淋巴水肿的相关教育，对淋巴水肿的预防极为重要。

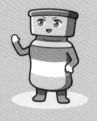

化疗的不良反应

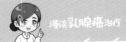

它们提供帮助，也遗留了各种风险

化疗作为乳腺癌的辅助治疗，
可以有效杀灭淋巴结和远处脏器的
亚临床微小转移灶。

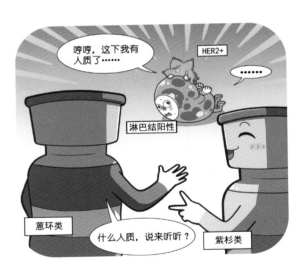

化疗虽然担任着乳腺癌
整个治疗中的重要角色，
但也会产生一系列的不良反应。

脱发

恶心呕吐

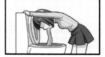

心脏毒性

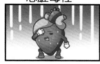

手足综合征

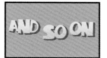

上述提到的"脱发（CIA）"是
肿瘤综合治疗中较常见的不良反应，
有研究认为化疗药物对毛囊的
直接作用会导致脱发。

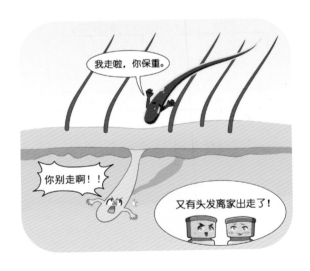

CIA 的发生率及程度取决于
药物的类型及作用机制、药物剂量、
给药时间和给药方式。

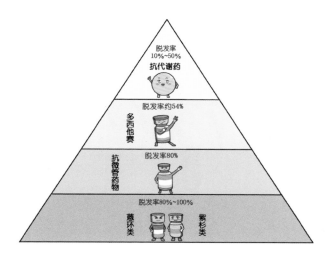

不过，新型脂质体化疗药物已经改善了
现有抗癌化疗药物的药代动力学特性，
不仅能减轻化疗的不良反应，
还降低了 CIA 发生率。

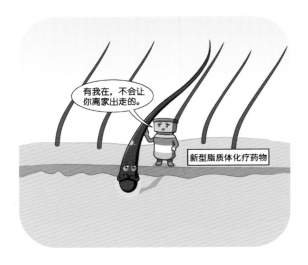

介绍了 CIA，
接下来我们继续介绍
手足综合征（HFS），
又称掌跖红斑综合征、布格道夫反应。

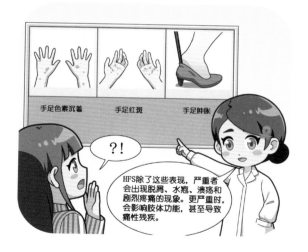

手足色素沉着　　　手足红斑　　　手足肿胀

?!

HFS除了这些表现，严重者会出现脱屑、水疱、溃疡和剧烈疼痛的现象。更严重时，会影响肢体功能，甚至导致痛性残疾。

其实，多种药物
均可能诱发类似的皮损反应，
最常见的是卡培他滨和脂质体阿霉素。

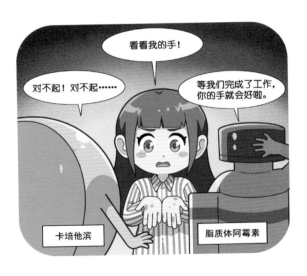

不过因为 HFS 的发生具有
药物特异性和剂量依赖性的特点，
病程多为自限性，
在停药后 1~5 周可逐渐缓解。

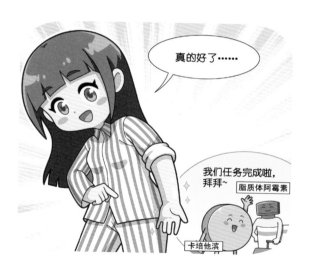

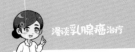

美国国家癌症研究所（NCI）将 HFS 分为 3 级

1 级	皮肤改变或皮炎 （如指纹消失、色素沉着、红斑、皮肤麻木、 感觉迟钝 / 感觉异常等）， 不伴有疼痛
2 级	皮肤改变或皮炎同 1 级， 伴有疼痛， 但不伴有功能障碍
3 级	皮肤改变或皮炎 （如皮肤湿性脱屑、溃疡、水疱）， 疼痛剧烈， 同时还伴有功能障碍

用药期间手足护理

手足综合征护理

自我管理　　　　　　　　心理调适

饮食　　　　　手足护理

避免手足损伤　　　保护手足

禁食辛辣、刺激的食物

宜食易消化的食物

鼓励多饮水

避免反复揉搓手足

避免接触化学洗涤剂

避免接触过冷、过热的物品

避免强光照射

防止受伤、感染

剪指甲时避免过短

疼痛时采用软垫加以保护

中药协定方熏洗手足

涂抹尿素软膏保护手足

穿松软鞋袜

医护人员专业指导

家属、亲友支持鼓励

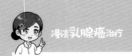
卡培他滨出现 HFS 时的剂量调整方案

NCI 分级		本次疗程	下一疗程剂量调整（按初始剂量的百分比）
1 级		100%	100%
2 级	第一次出现	停止治疗，直到恢复至 0 ~ 1 级水平时	100%
	第二次出现	停止治疗，直到恢复至 0 ~ 1 级水平时	75%
	第三次出现	停止治疗，直到恢复至 0 ~ 1 级水平时	50%
	第四次出现	永久停止治疗	
3 级	第一次出现	停止治疗，直到恢复至 0 ~ 1 级水平时	75%
	第二次出现	停止治疗，直到恢复至 0 ~ 1 级水平时	50%
	第三次出现	永久停止治疗	

拿什么拯救你——白细胞？Ⅰ

化疗在乳腺癌治疗中
一直发挥着不可替代的作用，
有利于提高患者生存率。

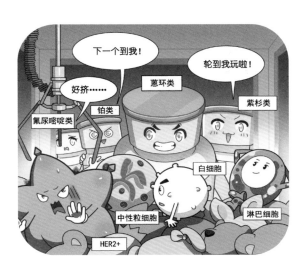

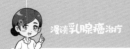

化疗药在杀死肿瘤细胞的同时
也会伤及正常细胞，从而产生各种不良反应。

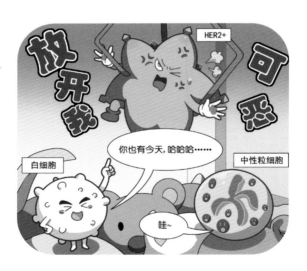

骨髓抑制是化疗
最常见的不良反应之一，
常表现为白细胞和中性粒细胞绝对值减少。

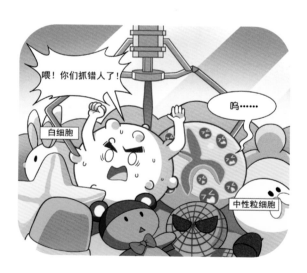

预防和控制中性粒细胞绝对值减少，
以及发热性中性粒细胞减少尤为重要，
化疗前需要充分评估骨髓功能评估表和
方案的风险等级。

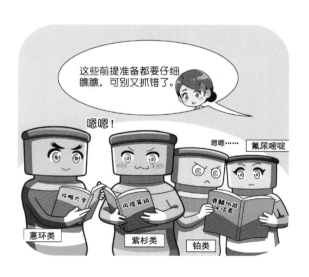

对于接受低风险化疗方案的患者，
若在第一个化疗周期中
发生发热性中性粒细胞减少（FN），
或剂量限制性中性粒细胞减少及缺乏症，
则下一个化疗周期可以考虑预防性使用
粒细胞集落刺激因子（G-CSF）。

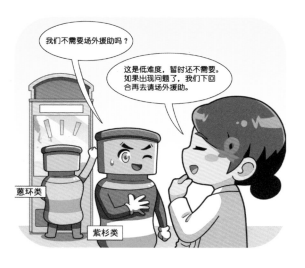

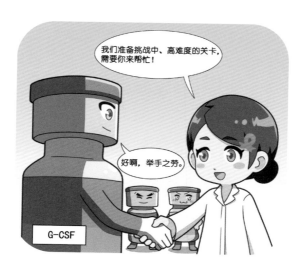

对于接受中、高风险 FN 化疗方案的患者，
无论治疗目的是治愈、延长生存期或
改善疾病相关症状，
均应考虑预防性使用 G-CSF。

基于聚乙二醇重组人粒细胞集落刺激因子
预防使用的疗效和使用方法，
专家建议对于高 FN 风险的患者
应优先使用长效制剂。

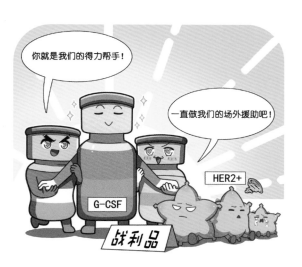

早期预防性用药可使
中性粒细胞减少的发病率降低 94%。
减少 80% 静脉抗感染药物的使用，
有利于患者顺利完成化疗疗程，
降低复发风险。

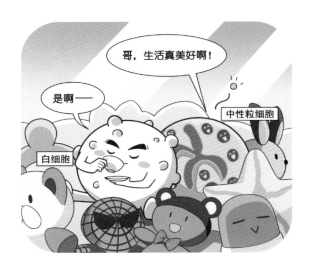

化疗前骨髓功能评估表

高风险 （满足以下 任意一条）	年龄 >65 岁且接受足剂量强度化疗 既往化疗或放疗 持续性中性粒细胞减少 肿瘤累及骨髓 近期外科手术和 / 或开放性创伤 肝功能不全 （总胆红素 > 2.0 umol/L） 肾功能不全 （肌酐清除率 < 50 mL/min） 既往发生过 FN
中等风险 （同时满足 以下任意三 条）	女性 体力状况差 白蛋白水平低 体表面积低 淋巴细胞计数低 血红蛋白水平低 乳酸脱氢酶水平高

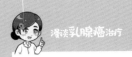
化疗方案风险分级及预防性措施

风险分级	化疗方案	预防性治疗
高风险（FN 概率 > 20%）	◆ 剂量密集型 AC-T（多柔比星 + 环磷酰胺序贯紫杉醇） ◆ TAC（多西他赛 + 多柔比星 + 环磷酰胺） ◆ TCbH 方案（多西他赛 + 卡铂 + 曲妥珠单抗） ◆ TC ± H（多西他赛 + 环磷酰胺 ± 曲妥珠单抗）	预防性应用 G-CSF
中风险（FN 概率 10%~20%）	◆ AC（多柔比星 + 环磷酰胺） ◆ AC-T ± HP（多柔比星 + 环磷酰胺序贯紫杉醇 ± 曲妥珠单抗、帕托珠单抗） ◆ CMF（环磷酰胺 + 甲氨蝶呤 + 氟尿嘧啶） ◆ FEC-T（氟尿嘧啶 + 表柔比星 + 环磷酰胺） ◆ 多西他赛，每三周方案（每三周为一个疗程） ◆ 紫杉醇，每三周、每两周方案（每三周或每二周为一个疗程） ◆ TH（周疗紫杉醇 + 曲妥珠单抗）	基于患者风险因素考虑预防性使用 G-CSF
低风险（FN 概率 < 10%）		不预防性使用 G-CSF

骨髓抑制分度

检测项目	0 度	I 度	II 度	III 度	IV 度
白细胞 /（10^9/L）	≥ 4.0	3.9~3.0	2.9~2.0	1.9~1.0	< 1.0
粒细胞 /（10^9/L）	≥ 2.0	1.9~1.5	1.4~1.0	0.9~0.5	< 0.5

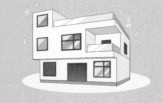

乳房重建手术

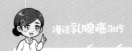

为你建个"新房子"

乳房重建手术可以
建造出一个与健侧乳房的大小、
位置相似的自然持久的新乳房,
是乳腺外科综合治疗的重要组成部分。

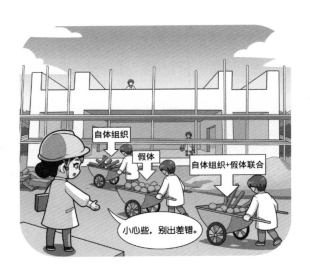

乳房重建手术不仅不会
影响乳腺癌治疗和增加复发风险，
还能帮助乳腺癌患者
重塑身体外形、
提高生活质量。

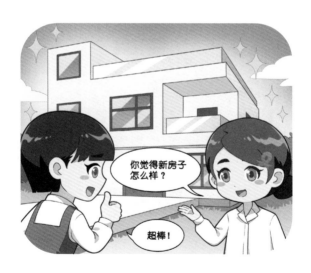

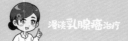

根据重建手术的时间，
乳房重建可以分为即刻重建、
延期重建及延期 - 即刻乳房重建。

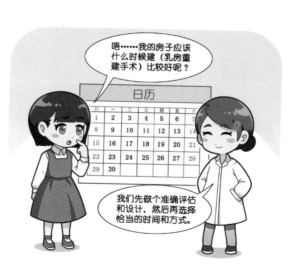

乳房重建的植入物可以分为自体组织、
假体及联合两种植入物的重建方式。

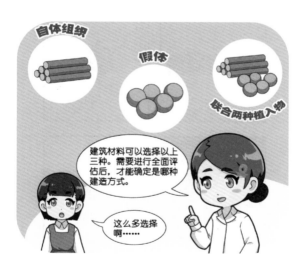

自体组织

假体

联合两种植入物

建筑材料可以选择以上
三种。需要进行全面评
估后,才能确定是哪种
建造方式。

这么多选择
啊……

乳房重建手术的术前准备主要有四条：

1. 术前需要与医生充分沟通
和商讨手术时机与方案。

2. 术前进食富含蛋白质、
维生素和膳食纤维的食物。

3. 准备做好术前常规检查。

4. 需准备专业无钢圈的胸罩及腹带。

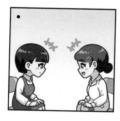

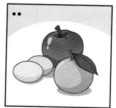

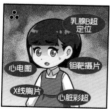

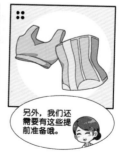

另外，患者在术后也不可疏忽，
还要注意乳房重建的术后护理。

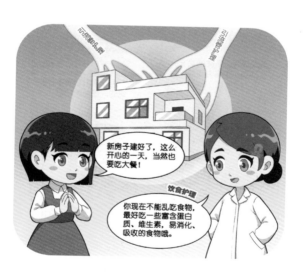

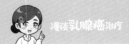

除了引流管护理和饮食护理,
术后护理还包括:
生命体征的观察与体位护理、
伤口护理、患侧上肢功能锻炼。

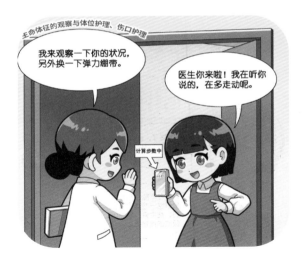

其中，患侧上肢功能
锻炼可分成 10 天的日程计划，
需要患者在术后 24 小时开始活动腕关节。

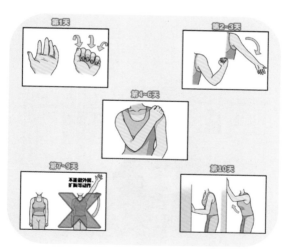

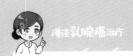
护理的各种干货

下面为大家介绍两类
乳腺癌乳房重建围手术期的护理要点。

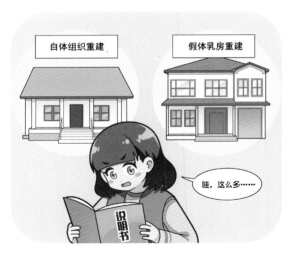

自体组织重建术后的护理包括：
体位护理、皮瓣护理、
腹部供区的护理。
其中，皮瓣护理要：
温度保持在 25~26℃；
湿度维持在 50%~60%；
同时严密按时观察皮瓣血运。

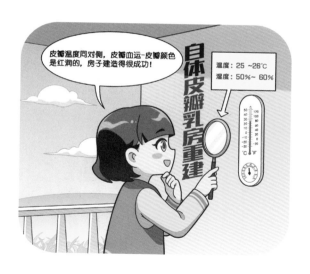

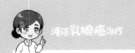

腹部供区的护理：
为了降低术后腹壁疝的发生，
术后腹部切口应用腹带加压包扎，
并穿连体弹力裤一段时间，
从而减轻腹部切口张力。

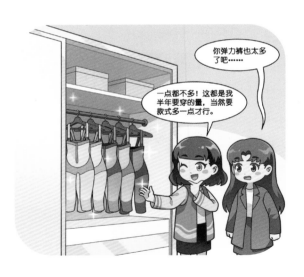

假体乳房重建的护理以保护假体为主，
其中包括预防假体移位和包膜挛缩。
预防假体移位的措施有：
穿戴医用压力胸衣、减少上肢活动。

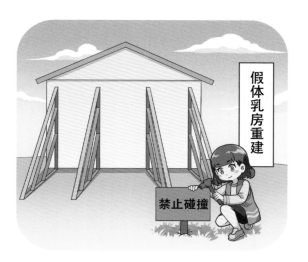

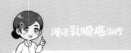
包膜挛缩
指的是机体会形成一个
包裹外来假体的膜状口袋。

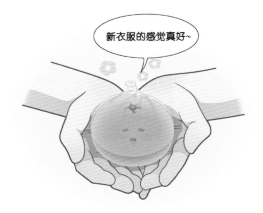

但如果这个膜性口袋不断收紧,
就会出现重建的乳房变硬甚至变形,
这时需手术切除包膜,
并且更换假体。

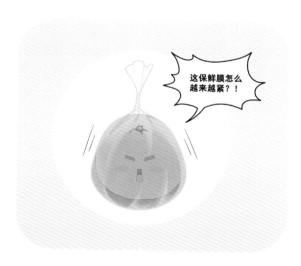

因此，乳房重建 3 个月后，
我们需要适度、持续按摩
新乳房 2 个月，
以防包膜挛缩。

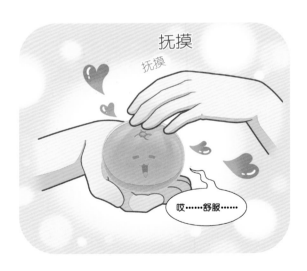

无论最后选择哪种重建手术，
都要在术后用胸带固定和穿塑形胸衣，
预防重建乳房变形。

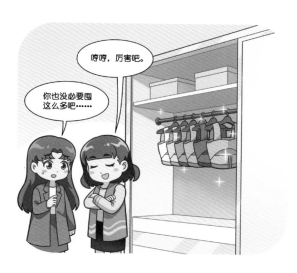

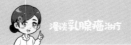

漫谈乳腺癌治疗

医生科普

按照应用材料，乳房重建主要分为自体组织重建和假体重建。

自体组织重建是一个非常成熟的技术，就是在患者自己身上取一块组织填入乳房。这个术后护理多包括体位护理、皮瓣护理和供区（腹部或背部）护理。

假体重建也是一个相对安全的手术，与自体组织重建不同的是，它是在乳房内填充"假体"，而不是自己的组织。这个术后护理主要是预防假体移位和包膜挛缩。

最后，乳房重建术后都需要用胸带固定 3 周，同时需要穿无钢托、前系扣的胸衣或弹力塑身衣 3 个月，多保持坐位及站位，以固定乳房并对乳房塑形。

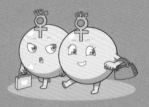

内分泌治疗

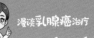

内分泌治疗的喜与忧

在乳腺癌术后，
部分患者可能会进行乳腺癌的内分泌治疗，
从而预防复发转移和复发转移后的缓解治疗。

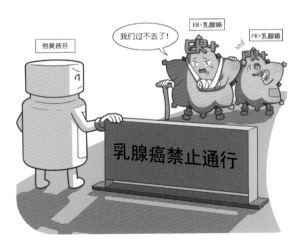

内分泌治疗主要
作用是降低体内雌激素水平,
抑制雌激素合成,
阻断雌激素与肿瘤细胞的结合。

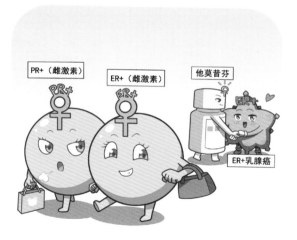

乳腺癌内分泌治疗药物品种较多，
可具体分为四类：
孕激素、抗雌激素、
芳香化酶抑制剂（AI）、
促黄体素释放素（LHRH）类似物。

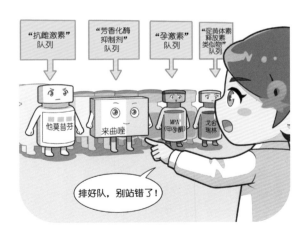

但是，内分泌治疗也有不良反应。

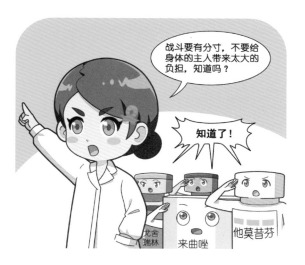

如雌激素受体阻断剂的三苯氧胺（TAM）、
促黄体素释放素类似物戈舍瑞林、
孕激素类似物醋酸甲羟孕酮（MPA）
就有以下不良反应。

潮红、月经失调、恶心

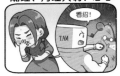

头痛、性欲降低、潮红

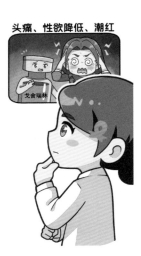

肥胖、水肿、血栓性疾病

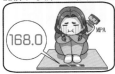

所以，为了减缓这些不良反应，
患者在接受治疗期间也需要注意护理。

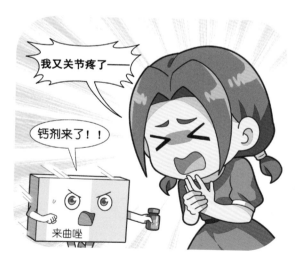

同时，患者也需要注意低脂饮食，戒酒，
减少咖啡、可可及巧克力的摄入，
每天适度运动。

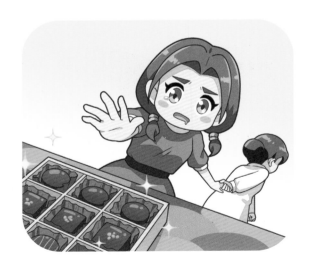

另外，大家一定要
遵医嘱定时服药呦！

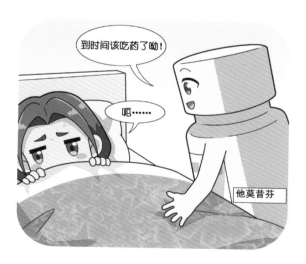

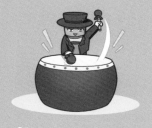

靶向治疗

靶向治疗妥妥的

HER2 阳性乳腺癌最大的危害
在于其 HER2 的过度表达，
若要治疗 HER2 阳性乳腺癌，
则需要从 HER2 下手。

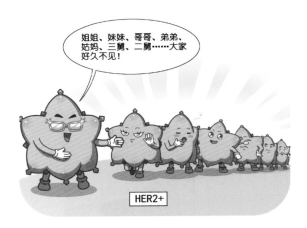

针对 HER2 的特点，
研究人员通过单克隆抗体制备技术，
生产了专门治疗 HER2 阳性乳腺癌的
靶向药物——曲妥珠单抗。

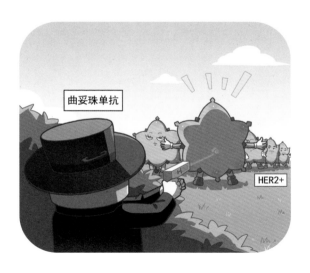

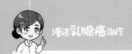

HER2 细胞膜外的第 4 个功能域 (D4)，
并与之相结合，从而起到治疗作用。

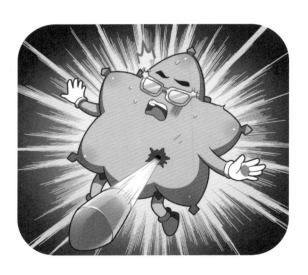

但部分患者在使用了曲妥珠单抗之后，
仍然会出现短期复发转移的情况。

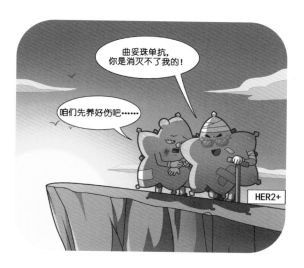

为了提高靶向治疗的效果，
曲妥珠单抗的好战友——
帕妥珠单抗就此问世。

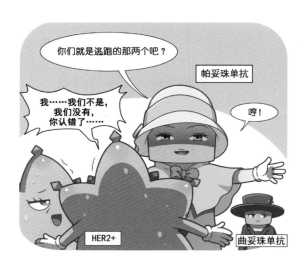

然而，在曲妥珠单抗的推广和应用中，
患者可能会出现如输注反应、
心脏毒性等不良反应。

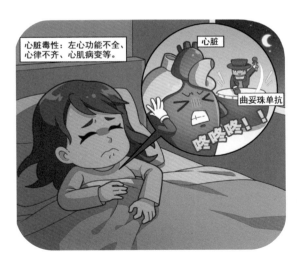

心脏毒性的出现主要是因为
心肌细胞上的少量 HER2 被曲妥珠单抗结合，
从而抑制了心肌细胞的正常功能。

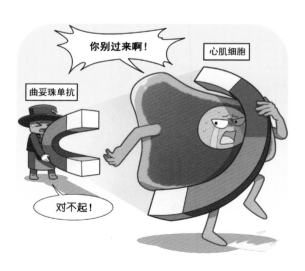

不过曲妥珠单抗引起的
心脏功能损伤是短暂的、可逆的，
因此，大家无须过多担忧。

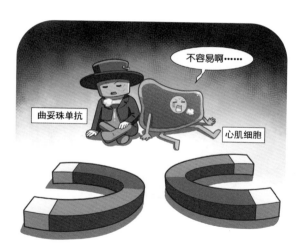

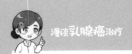

为了避免心脏毒性的发生，
患者需要谨记医嘱，
采取相应措施哟！

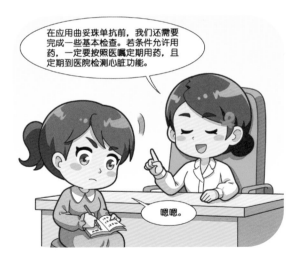

在应用曲妥珠单抗前，我们还需要
完成一些基本检查。若条件允许用
药，一定要按照医嘱定期用药，且
定期到医院检测心脏功能。

嗯嗯。